Rosa María García Enamorado
Ismara Zamora León
Odalis Tabernilla Guerra

Necesidades de aprendizaje sobre el cuidado del paciente de Párkinson

Rosa María García Enamorado
Ismara Zamora León
Odalis Tabernilla Guerra

Necesidades de aprendizaje sobre el cuidado del paciente de Párkinson

Programa de orientación familiar sobre el cuidado del paciente de Párkinson

Editorial Académica Española

Imprint
Any brand names and product names mentioned in this book are subject to trademark, brand or patent protection and are trademarks or registered trademarks of their respective holders. The use of brand names, product names, common names, trade names, product descriptions etc. even without a particular marking in this work is in no way to be construed to mean that such names may be regarded as unrestricted in respect of trademark and brand protection legislation and could thus be used by anyone.

Cover image: www.ingimage.com

Publisher:
Editorial Académica Española
is a trademark of
International Book Market Service Ltd., member of OmniScriptum Publishing Group
17 Meldrum Street, Beau Bassin 71504, Mauritius
Printed at: see last page
ISBN: 978-620-0-33007-9

Universidad de Ciencias Médicas de Granma. Cuba

Necesidades de aprendizaje sobre el cuidado del paciente de párkinson en su ambiente familiar

Family learning needs for the management of Parkinson's patients

Dra. Rosa María García Enamorado [1], Lic. Ismara Zamora León [2], Dra. Odalis Tabernilla Guerra[5],

1. Dra. Especialista de I y II Grado Medicina General Integral. MSc. Longevidad satisfactoria. Profesora asistente. Universidad de Ciencias Médicas de Granma.
2. Lic. MSc. Didáctica del Español y la Literatura. Profesora asistente. Universidad de Ciencias Médicas de Granma.
3. Dra. Especialista de I y II Grado Medicina General Integral. MSc. Longevidad satisfactoria. Profesora auxiliar. Universidad de Ciencias Médicas de Granma.

Índice:

Resumen

Introducción: la enfermedad de Parkinson limita la calidad de vida del enfermo en la tercera edad. Las Insuficiencias detectadas en el manejo familiar a estos pacientes motivaron la investigación sobre el diagnóstico de aprendizaje de los cuidadores para la posterior elaboración de un programa de orientación familiar sustentado en los conocimientos médicos que tiene la familia para favorecer el manejo al enfermo de Parkinson en el municipio Manzanillo, en el año 2017
Objetivo: determinar el nivel de conocimientos de las familias y sus necesidades de aprendizaje en el manejo del enfermo de Parkinson
Métodos: se realizó un estudio descriptivo retrospectivo y longitudinal para diagnosticar el nivel de conocimientos de los cuidadores de 34 familias acerca del tratamiento de pacientes con enfermedad de Parkinson en la tercera edad. Se aplicó una encuesta a las familias que tienen entre sus miembros una persona con esta afección, para determinar las necesidades de aprendizaje
Resultado: se corrobora que existe desconocimiento acerca de la enfermedad en lo referente a sus manifestaciones clínicas, factores de riesgo y sus fases, así como en cuanto a la importancia del tratamiento médico y rehabilitador
Conclusiones: se determina la factibilidad de la elaboración de un programa educativo de orientación familiar que contribuya a mejorar el manejo de los cuidadores a los enfermos de Parkinson
Palabras clave: FAMILIARES CUIDADORES, ENFERMEDAD DE PARKINSON, CALIDAD DE VIDA.

Abstract

Introduction: Parkinson's disease limits the quality of life of the patient in old age. The inadequacies detected in the family management of these patients motivated the research on the learning diagnosis of the caregivers for the later elaboration of a familiar orientation program based on the medical knowledge that the family has to favor the management to the Parkinson's patient in the Manzanillo municipality, in the year 2017
Objective: to determine the level of knowledge of families and their learning needs in the management of Parkinson's patients

Methods: a retrospective and longitudinal descriptive study was conducted to diagnose the level of knowledge of the caregivers of 34 families about the treatment of patients with Parkinson's disease in the third age. A survey was applied to families whose members have a person with this condition, to determine the learning needs

Result: it is corroborated that there is ignorance about the disease in relation to its clinical manifestations, risk factors and their phases, as well as regarding the importance of medical and rehabilitation treatment

Conclusions: the feasibility of the elaboration of an educational program of family orientation is determined that contributes to improve the management of the caregivers to the patients of Parkinson

Key words: FAMILY CAREGIVERS, PARKINSON DISEASE, QUALITY OF LIFE.

Capítulo I

El envejecimiento no es un fenómeno exclusivo de las sociedades modernas, ha estado presente en todas las etapas del desarrollo social, y ha sido siempre de interés para la filosofía, el arte y la medicina. Sin embargo durante el pasado siglo se presenta una situación singular: más y más personas sobrepasan el inicio de lo que el hombre ha llamado la etapa de vejez, convirtiendo el envejecimiento poblacional en un reto para las sociedades modernas[1].

Cuba ya es un ejemplo de país en desarrollo, con un envejecimiento importante de su población. El 15.3 % de los cubanos tienen 60 años o más, cifra que aumentará, según estimaciones, a casi el 25% en el 2025 y a más del 30 % en el 2050. La esperanza de vida alcanzó en el periodo 2011-2013 la cifra de 78,45 años. Esto es considerado como uno de los logros más importantes de la humanidad y se transformará en un problema si no se es capaz de brindar soluciones a las consecuencias que del mismo se derivan [2].

Expertos de los grupos nacionales de atención al adulto mayor y la dirección del Ministerio de Salud Pública en Cuba, han trazado dentro de las líneas de investigación para el presente quinquenio, los estudios sobre población y Morbi-Mortalidad en este grupo, lo cual brindará conocimientos más profundos y amplios con respecto a la situación de salud de la población senil, por supuesto con el perfil de desarrollo de la medicina preventiva en toda su extensión. Estos estudios crean nuevas perspectivas para las instituciones de ancianos y hospitales, lo cual redundará en perfeccionar la calidad en la atención a los gerontes y la inclusión de elementos de Geriatría y Gerontología en la formación integral de los médicos[3].

Los fenómenos biológicos del envejecimiento ocurren a nivel celular y tisular durante toda la vida, incluso antes del nacimiento, esto es la suma de múltiples y graduales cambios fisiológicos y emocionales. Cada órgano con el decurso del tiempo disminuye su capacidad funcional, pero la rapidez con que ocurre es variable y acelerada por factores agresivos del ambiente y enfermedades crónicas[4].

En la actualidad es imposible negarse a reconocer la imperiosa necesidad de desarrollar la atención del anciano en sus múltiples y complejas facetas, para lo cual es imprescindible, por razones sociales, psicológicas y biológicas, así como teórico-prácticas aceptar que la gerontología y geriatría constituyen disciplinas independientes, pero que tienen como objetivo común evitar o disminuir la mortalidad temprana en el adulto mayor[5].

Los cambios biológicos del envejecimiento primario y su repercusión en las capacidades funcionales, las tensiones psicosociales externas e internas propias de esta etapa exigen un esfuerzo de adaptación por parte de la persona que ha de buscar nuevas formas de enfrentarse a estas dificultades[6].

A pesar del incremento en las expectativas de vida de la población cubana, hoy día, las enfermedades degenerativas constituyen un gran problema sanitario dado el aumento de su incidencia social en las últimas décadas contrariamente a lo que piensa una gran parte de la población[7].

La enfermedad de Parkinson representa el segundo trastorno neurodegenerativo por su frecuencia, situándose únicamente por detrás de la enfermedad de Alzheimer. Está extendida por todo el mundo y afecta tanto al sexo masculino como al femenino, siendo frecuente que aparezca a partir del sexto decenio de vida. Sin embargo, además de esta variedad tardía, existe otra versión precoz que se manifiesta en edades inferiores a los cuarenta años, aunque su incidencia es significativa en sujetos de la tercera edad[8].

Al año, 160.000 personas en el mundo son diagnosticadas con la enfermedad de Parkinson. En los cinco primeros años de diagnóstico, el 51% de los pacientes requieren de cuidadores. En el tratamiento de esta enfermedad debe considerarse a la persona dentro de su contexto particular, incluyendo a la familia, sus redes de apoyo, su nivel socioeconómico y la cultura a la que pertenece[9].

A pesar de la enfermedad de Parkinson ha sido tratado en obras de diferentes autores[10], aún persisten limitaciones en cuanto al abordaje desde la familia Un estudio exploratorio realizado en el municipio Manzanillo reveló los siguientes resultados:

- Ausencia del enfermo a consultas acordadas por desentendimiento familiar.
- Limitación del enfermo a actividades que puede realizar dado su validismo en cada etapa.
- Permisión familiar de realización de prácticas, por parte del enfermo, que incluyen como objeto los factores de riesgo de esta enfermedad.

Los elementos antes esgrimidos posibilitan determinar la existencia de insuficiencias en el manejo familiar de la enfermedad de Parkinson que limitan la calidad del validismo del enfermo en la tercera edad, entre las causas que lo determinan se pueden mencionar:

- Abordaje inadecuado de los enfermos de Parkinson por parte de la familia.
- Valoración inadecuada de la familia en torno al validismo en los enfermos de Parkinson.
- Percepción inadecuada de los factores de riesgo de la enfermedad.

Cuando la enfermedad que ocupa al paciente es el Parkinson, entonces la familia asume el papel de cuidadora y terapeuta en su acepción general que incluye no solo su asistencia curativa, sino también el apoyo psicológico en el afrontamiento a la enfermedad, para lo cual se presupone que posea una cultura en este ámbito que le permita realizarse con eficacia[11].

La enfermedad de Parkinson no solo afecta a la persona enferma, sino que también puede ocasionar un impacto indirecto en la salud del familiar más allegado, llamado "cuidador principal". Estas personas sufren de malestar psicológico, tristeza y depresión (sobre todo en fases avanzadas de la enfermedad de Parkinson), fatiga y falta de energía, problemas de sueño, insatisfacción ante la vida y malestar social[12].

La enfermedad de Parkinson en la tercera edad.

La enfermedad de Parkinson (EP), también denominada Parkinsonismo idiopático o parálisis agitante es un trastorno neurodegenerativo crónico que conduce con el tiempo a una incapacidad progresiva, producido a consecuencia de la destrucción, por causas que todavía se desconocen, de las neuronas pigmentadas de la sustancia negra[13]. Frecuentemente clasificada como un trastorno del movimiento, la enfermedad de Parkinson también desencadena alteraciones en la función cognitiva, en la expresión de las emociones y en la función autónoma.

Es una enfermedad neurológica que se asocia a rigidez muscular, dificultades para andar, temblor y alteraciones en la coordinación de los movimientos, y esto debido a que la enfermedad afecta las zonas del cerebro encargadas de estas funciones.

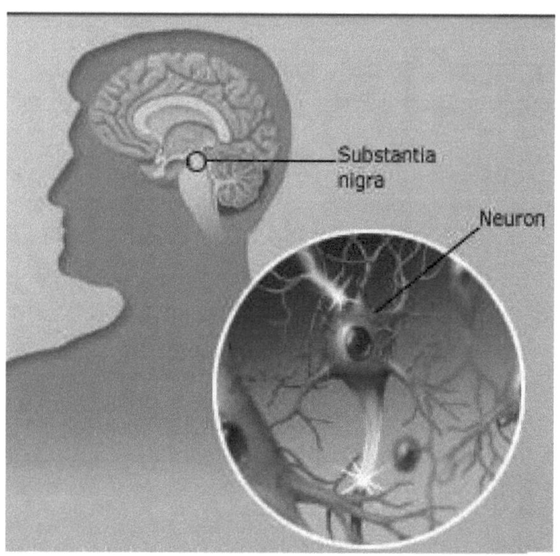

En esta zona, Fig. 1.1, llamada sustancia negra, existe un componente químico, la dopamina. La presencia de dopamina es esencial para la regulación de los movimientos, es decir, para que los movimientos se realicen de una forma efectiva y armónica.

Fue descrita y documentada en 1817 por el médico británico James Parkinson, aunque no fue hasta principios de esta década que los investigadores identificaron un defecto cerebral fundamental que es el distintivo de la enfermedad: la pérdida de células cerebrales que producen el neurotransmisor - dopamina - que ayuda a dirigir la actividad muscular. En concreto, se pierde hasta un 70% de las neuronas dopaminérgicas de la "sustancia negra" y del núcleo estriado. No es una enfermedad mortal, pero sí incurable, es solo aliviable mediante fármacos o neurocirugía, no prevenible, progresiva, con tendencia a la invalidación[14].

No todas las personas con EP presentan los mismos síntomas, y estos cambian con el tiempo, a medida que la enfermedad avanza. Los síntomas fundamentales son:

Rigidez: además de dificultar los movimientos, la rigidez también puede ser responsable de que los músculos duelan y se fatiguen con facilidad. Se calcula que entre el 89% y el 99% de las personas con EP sufren rigidez.

Temblor: entre el 69% y el 100% de las personas con EP sufren temblor, aunque solo en un pequeño número de ellas llega a causar discapacidad. Suele ser más pronunciado en reposo y se inicia a menudo en una parte del cuerpo -generalmente la mano-, pero puede también afectar a los brazos, los pies, las piernas y la barbilla.

Movimientos lentos (bradicinesia), ausencia de movimiento (acinesia): entre el 77% y el 98% de las personas con EP sufren una ralentización de los movimientos. Algunas experimentan también episodios de "congelación" que duran varios segundos o minutos, y durante los cuales no pueden moverse. Esto se denomina a menudo síntoma "on-off" (prendido-apagado).

Problemas del equilibrio y la marcha: son responsables de que las personas con EP se encorven y caminen arrastrando los pies, lo que a veces es causa de caídas. La mayoría de las personas no sufren problemas posturales hasta muchos años después del diagnóstico.

Aunque no se dispone de pruebas específicas para la EP, hay varias maneras de diagnosticarla. Por lo general, el diagnóstico se basa en una exploración neurológica que comprende la evaluación de los síntomas y de su intensidad. Si los síntomas son bastante serios, puede realizarse una prueba con medicamentos antiparkinsonianos. También es posible practicar tomografías computarizadas para descartar otras enfermedades cuyos síntomas se parecen a los de la EP. Los síntomas suelen afectar a un lado del cuerpo más que al otro. Existen siempre dos síntomas principales presentes cuando se diagnostica la EP [15].

Según la escala de Hoehn y Yahr, el curso clínico de la EP sigue las cinco fases siguientes:

Fase I: Los síntomas afectan solo a un lado del cuerpo.

Fase II: Los síntomas afectan a ambos lados del cuerpo.

Fase III: Trastornos del equilibrio.

Fase IV: Necesita ayuda para caminar, y el resto de los síntomas se acentúan.

Fase V: Confinado a una silla de ruedas.

Las personas con EP pueden también presentar algunos de los síntomas siguientes:

Depresión: aproximadamente el 40% de las personas con EP sufren una depresión que puede tratarse con medicamentos, con asesoramiento especializado o con ambos procedimientos. Es importante que los pacientes y las personas de su entorno notifiquen al médico los signos de depresión.

Problemas de memoria, confusión mental o demencia: los estudios han demostrado que más del 50% de las personas con EP sufren leves alteraciones intelectuales; aproximadamente el 20% padecen un trastorno cognitivo de mayor envergadura. Los problemas de memoria de la EP suelen ser más leves que los de la enfermedad de Alzheimer. En el Parkinson, la persona puede tener dificultades para concentrarse, aprender nueva información y recordar nombres[16]. Es preciso vigilar todos los medicamentos, ya que las altas dosis de algunos de los utilizados para el tratamiento de la EP pueden causar alucinaciones o confusión. Entre el 25% y el 40% de las personas con EP sufren demencia. Las personas con EP que sufren problemas cognitivos no pueden recibir un tratamiento quirúrgico, ya que puede agravarlos.

Trastornos del habla: se calcula que entre el 60% y el 90% de las personas con EP padecerán algún problema del habla. Una persona con EP puede hablar muy bajo y de forma monótona (hipofonía). El trastorno del habla se denomina disartria y se caracteriza a menudo por un habla débil, lenta o descoordinada, que puede afectar al volumen, al tono o a ambos. La voz puede sonar ronca o emitirse en forma de breves ráfagas. En muchos casos, los trastornos del habla empeoran con el tiempo. La logopedia puede resultar de ayuda.

Trastornos de la deglución. Al menos el 50% de las personas con EP sufren trastornos de la deglución (disfagia), responsables de que el paciente babee, derrame comida o líquidos de la boca, o lleve el alimento a la parte posterior de la garganta antes de que esté preparado para deglutirlo. Las personas con EP y sus cuidadores deben estar atentos a la aparición de signos de asfixia, de alimentos atorados en la garganta o de mayor congestión después de comer. Debido a la dificultad para toser y limpiar los pulmones, las personas con EP corren también mayor riesgo de neumonía. La logopedia puede resultar de ayuda en los trastornos de la deglución.

Otros síntomas pueden consistir en:

- Inquietud
- Dificultades para escribir
- Ansiedad
- Infecciones de las vías urinarias
- Sudor excesivo
- Trastornos sexuales
- Trastornos del sueño
- Cierre de los párpados
- Trastornos cutáneos
- Pérdida de la expresión facial

La enfermedad es tanto crónica, lo que significa que persiste por un largo periodo de tiempo, como progresiva, que significa que sus síntomas empeoran con el tiempo. No es contagiosa ni usualmente se hereda es decir, no pasa directamente de un miembro de la familia o de una generación a la siguiente. No es una enfermedad fatal, lo que significa que el afectado no va a fallecer a causa del Parkinson en la mayoría de los casos[17].

Para hacer el diagnóstico de la enfermedad de Parkinson, incluso para un neurólogo con experiencia, en las etapas iniciales de la misma puede ser difícil. No hay todavía pruebas de laboratorio o de sangre para diagnosticar la enfermedad.

El diagnóstico de la enfermedad de Parkinson se basa en la historia clínica y familiar y la exploración. El médico tal vez necesite observar al paciente por un periodo de tiempo hasta que sea evidente que el temblor esté consistentemente presente y va unido a uno o más de los otros síntomas clásicos[18].

Puesto que otras formas de parkinsonismo tienen características similares pero requieren tratamientos diferentes, el hacer el diagnóstico exacto tan pronto como sea posible es esencial para iniciar el tratamiento de un paciente con medicamentos apropiados.

La única prueba complementaria con valor diagnóstico positivo es la tomografía por emisión de positrones (PET), un estudio de imagen que permite visualizar el estado en que se encuentran los receptores dopaminérgicas. Esta prueba no suele realizarse más que en casos muy dudosos o en ensayos de investigación.

La tomografía axial (TAC o escáner) o la resonancia magnética (RMN) solo sirven para descartar la presencia de otras enfermedades que pudieran dar síntomas parecidos al de la enfermedad de Parkinson, especialmente al inicio, como trombosis cerebrales, aterosclerosis o tumores. Los análisis se harán para descartar: hipotiroidismo, enfermedades auto inmunes o disfunción hepática.

En la mayoría de pacientes con enfermedad de Parkinson los síntomas son lentamente progresivos, de manera que la interferencia en la vida cotidiana del enfermo puede ser mínima durante varios años. No es raro que en algunos casos los síntomas permanezcan aparentemente estables por largos períodos de tiempo. Si esta enfermedad se deja sin tratamiento, progresa hasta provocar incapacidad total, acompañada frecuentemente de deterioro general de todas las funciones cerebrales y puede llevar a una muerte prematura. Por otro lado, la mayoría de los síntomas principales de la enfermedad, pueden controlarse con la medicación actual. Esta posibilidad de control, junto con la aceptación y adaptación a la enfermedad por parte del paciente, suele significar que la mayor parte de personas con enfermedad de Parkinson pueden llevar una vida independiente y activa, a pesar de las limitaciones que impone la misma[19].

La enfermedad de Parkinson no solo afecta a la persona enferma, sino que también puede ocasionar un impacto indirecto en la salud del familiar más allegado, llamado "cuidador principal". Estas personas sufren de malestar psicológico, tristeza y depresión (sobre todo en fases avanzadas de la enfermedad de Parkinson), fatiga y falta de energía, problemas de sueño, insatisfacción ante la vida y malestar social.

Algunos factores de la enfermedad de Parkinson que influyen en aumento del malestar del cuidador principal son:

El estado avanzado de la enfermedad de Parkinson porque requiere un mayor número de horas de atención hacia el enfermo por parte del cuidador, y conlleva una mayor probabilidad de que sufra depresión.

A menudo, los estados avanzados de la enfermedad de Parkinson se acompañan de trastornos del sueño, repercutiendo también en el sueño del cuidador (que tienen que mantenerse en guardia durante la noche para ayudar al enfermo, y además asumir las responsabilidades de cada día[20].

Teniendo en cuenta que entre las patologías más frecuentes se encuentran las que afectan la masa muscular, el sistema óseo, así como la aparición de las enfermedades crónicas no transmisibles es importante tener en cuenta el efecto renovador del ejercicio físico en los diferentes órganos y sistemas y su influencia positiva para un mejor control de las enfermedades crónicas que aparecen con frecuencia en esta etapa, y que ofrecen mayor calidad de vida[21].

La etiología y los mecanismos patogénicos de la EP son, y posiblemente seguirán siéndolo durante muchos años, desconocidos. Se ha sugerido que la causa de la EP sería multifactorial, interviniendo en ella factores genéticos y ambientales y el envejecimiento. Sin embargo, no existen datos suficientes que apoyen alguno de estos factores como único responsable, e incluso se ha sugerido la posibilidad de que con el término EP se designen varias enfermedades diferentes. Los datos que se conocen en la actualidad apoyan la etiología multifactorial de la EP, la cual podría ser el resultado de la interacción de los siguientes factores:

1. Envejecimiento. Los datos clínicos, epidemiológicos, neuroquímicos y neuropatológicos no descartan su posible papel, aunque no parece ser el principal factor etiológico de la EP.

2. Susceptibilidad genética. Familiares de pacientes con enfermedad de Parkinson presentan entre 3 y 4 veces más riesgo de padecer la enfermedad comparados con la población que no tiene este antecedente. En la actualidad, diversas alteraciones genéticas dominantes y recesivas se han asociado con la enfermedad de Parkinson .No obstante, solo entre el 5% y el10% de los casos de ésta enfermedad son de origen monogénicos, siendo la mayoría de los casos esporádicos.

3. Factores ambientales. El papel de las infecciones y traumatismos como factor de riesgo es muy improbable. Por otro lado, ningún tóxico ambiental ha sido demostrado como factor de riesgo en todos los estudios epidemiológicos realizados al respecto. La vida en el medio rural y el hábito de no fumar y de no beber (aunque es muy difícil que puedan interpretarse como factor protector) son las variables sugeridas como posibles factores de riesgo en la mayoría de estudios epidemiológicos. No obstante, la interpretación de éstos puede estar expuesta a numerosos sesgos. De hecho, Semchuk y Love han demostrado que la clasificación de la

exposición a determinados factores de riesgo estimada por los propios pacientes suele inducir un falso aumento de riesgo relativo cuando se compara con la estimación realizada por un familiar cercano.

La patogenia de la EP es también desconocida, a pesar de los numerosos datos descritos y de los mecanismos propuestos. Probablemente debemos asumir, de acuerdo con Ben-Shlomo, que aún estamos muy lejos de conocer la causa de la EP[22].

Partiendo del conocido déficit dopaminérgico, secundario a la degeneración de la sustancia negra Pars compacta (SNpc), se producen una serie de modificaciones en la fisiología de los ganglios basales y sus proyecciones que representan el sustrato anatomofuncional del síndrome parkinsoniano. En la EP pueden distinguirse tres categorías de síntomas y signos:

1. Las alteraciones motoras (rigidez, acinesia-bradicinesia, temblor, bloqueos y otras anomalías de la marcha, distonía, entre otras), que suponen el elemento esencial y cardinal del cuadro clínico.

2. Trastornos emocionales (depresión, ansiedad, cambios de carácter y aislamiento, entre otros) y cognitivos (bradifrenia, trastornos de atención, percepción temporal, entre otros).

3. Síntomas sensitivos (dolor, parestesias y disestesias, calambres) y manifestaciones autonómicas (rubor, sudoración, taquicardia, seborrea, estreñimiento, impotencia, entre otros).

La historia natural de la enfermedad de Parkinson (EP) se ha modificado notablemente desde la introducción de la levo-dopa (LD) hace casi 30 años. La LD, que continúa siendo el fármaco más potente y eficaz en el tratamiento de la EP, ha prolongado la supervivencia de los pacientes con EP y ha mejorado su calidad de vida; sin embargo, ha dado lugar a una serie de problemas desconocidos antes de su utilización.

Poco tiempo después de las primeras descripciones de la eficacia terapéutica de la levo dopa en la EP, Cotzias et al y Barbeau observaron, en pacientes tratados con levo dopa durante más de 2 años, el comienzo de modificaciones transitorias de su función motora. Los enfermos sufrían, a veces súbitamente, la reaparición de los signos parkinsonianos durante períodos variables de tiempo, sobre todo por las tardes. Estas fluctuaciones de la movilidad eran diferentes de las variaciones en la intensidad de los síntomas observadas en pacientes parkinsonianos que nunca habían sido tratados con levo dopa, tales como episodios de «congelación», agravamiento del temblor con la tensión emocional, situaciones de cinesia paradójica habitualmente desencadenadas por emociones intensas, o la mejoría de los signos parkinsonianos que algunos pacientes experimentaban con el sueño. Las fluctuaciones motoras afectan al 40-50% de los pacientes tratados con levo dopa durante 5 años y aproximada-mente al 80% de los enfermos tratados durante 10 años , por lo que la prevalencia acumulada anual de esta complicación motora, una vez iniciada la levodopaterapia , se aproxima al 10% [22].

La mayoría de los pacientes con fluctuaciones motoras sufren también la aparición de uno o varios tipos de discinesia, siendo ambas las principales complicaciones motoras del tratamiento crónico con levo dopa.

Fluctuaciones motoras y discinesia pueden provocar una importante incapacidad funcional en los pacientes, y constituyen, en la actualidad, el más frecuente y difícil problema terapéutico de la EP. En la actualidad existen tres modalidades de tratamiento quirúrgico para la EP: cirugía ablativa, Estimulación cerebral profunda (ECP) y neurotrasplante (tratamiento restaurativo). Las dos primeras tienen un efecto más compensador que corrector del defecto bioquímico de la enfermedad. Sin embargo, la última modalidad intenta corregir este defecto al reemplazar la pérdida de células dopaminérgicas o promover la sobrevida de las existentes[23].

Cultura respecto al tratamiento de la enfermedad del Parkinson

Tratamientos

Esta es una patología crónica que, de momento, no tiene curación. El objetivo del tratamiento es reducir la velocidad de progresión de la enfermedad, controlar los síntomas y los efectos secundarios derivados de los fármacos que se usan para combatirla. La dopamina no puede administrarse directamente ya que no puede pasar la barrera entre la sangre y el cerebro. Por este motivo se ha desarrollado una serie de fármacos que favorecen la producción de esta sustancia o retrasan su deterioro y que se administran en función de la gravedad de los síntomas[24] .Así, en las primeras etapas, cuando los síntomas son leves, se utilizan los fármacos menos potentes, como los anticolinérgicos; mientras que para los casos severos y avanzados se utiliza la levo dopa, el fármaco más potente hasta el momento para el tratamiento de esta enfermedad.

Tratamiento farmacológico

Los fármacos más utilizados son:

- Levo dopa

- Bromocriptina y pergolida

- Selegilina

- Anticolinérgicos

- Amantadina

Tratamiento quirúrgico

La cirugía pretende actuar sobre la parte dañada del cerebro. Sólo está indicada en un 5 por ciento de los pacientes y es efectiva si están bien seleccionados. Los criterios de inclusión para intervención quirúrgica contemplan incapacidad funcional muy grave, ausencia de demencia, edad inferior a 70 años y diagnóstico confirmado. Entre las técnicas quirúrgicas que se utilizan para aliviar los síntomas de Parkinson se encuentra la palidotomía y la estimulación eléctrica.

Las dos técnicas son efectivas y su elección se hace en función de la dependencia clínica del paciente. Los beneficiarios son los pacientes con discinesias causadas por la medicación o con enfermedad avanzada que no responden bien al tratamiento farmacológico.

Otra técnica consiste en eliminar la zona del cerebro dañada mediante la implantación de un marcapasos en el área afectada para generar un campo eléctrico. La subtalamotomía también podría convertirse en una técnica alternativa a la estimulación cerebral profunda en los casos que no responden a los fármacos y que no son buenos candidatos para la implantación de los electrodos por rechazo psicológico u otros motivos. Por otra parte, en la actualidad se trabaja en la aplicación de una cirugía bastante controvertida que consiste en el implante de células fetales en el cerebro, es decir, sustituir las células muertas por otras sanas. Según los últimos estudios, esta técnica mejora la función cerebral y motora en los parkinsonianos.

Rehabilitación física

Uno de los aspectos más importantes del tratamiento de la enfermedad de Parkinson consiste en el mantenimiento del tono muscular y de las funciones motoras, por lo que es esencial la actividad física diaria. También hay ejercicios determinados que pueden ayudar a mantener la movilidad de los miembros y fortalecer los músculos que generalmente se ven más afectados.

- Para hombros y brazos: encoger los hombros hacia arriba y descansar. Mover los hombros dibujando un círculo hacia delante y hacia atrás. Colocar las manos en la nuca y llevar el codo hacia atrás y hacia delante. Intentar alcanzar la espalda con la mano. Elevar y bajar los brazos lo máximo posible. Tumbado, y con una barra entre las manos, llevar los brazos hacia atrás y hacia delante.

- Para las manos: mover las muñecas describiendo un círculo hacia un lado y hacia otro. Con los codos presionando el abdomen y las palmas de la mano hacia arriba, cerrar y abrir la mano.

- Para el cuello: sentado en una silla y con la espalda recta, mover la cabeza hacia adelante hasta tocar el pecho y hacia atrás. Girar la cabeza hacia la derecha y la izquierda.

- Para las piernas: sentado, levantar una pierna y colocar el tobillo sobre la rodilla de la pierna opuesta. En esta posición, empujar la pierna flexionada hacia abajo. Sentado en una silla, elevar y bajar las piernas imitando el movimiento que se realiza al caminar.

- Para los pies: apoyar la planta de los pies en el suelo y levantar y bajar las puntas con rapidez. Con las plantas de los pies apoyadas en el suelo, elevar los talones y bajarlos golpeando el suelo con fuerza. Levantar y estirar la pierna y mover los pies describiendo un círculo hacia la derecha y hacia la izquierda. De pie, elevarse sobre la punta de los pies, apoyar los talones en el suelo y levantar las puntas de los pies. Para mejorar la calidad de vida de los enfermos de Parkinson es necesario tener en cuenta algunas cuestiones básicas que pueden facilitar prácticas cotidianas como vestirse, comer o ir al baño.

- Prevención de caídas: la falta de control muscular y la osteoporosis que afecta a los enfermos más ancianos pueden favorecer las caídas y la rotura de huesos. Para evitar accidentes es conviene eliminar todos los objetos con los que pueda tropezar el enfermo, incluyendo alfombras que forman arrugas o escalones que comunican habitaciones. También es aconsejable instalar manillas en las paredes cercanas a los pomos de las puertas. Esto ofrece seguridad al enfermo permitiéndole agarrarse a la manilla de la pared mientras abre la puerta.

- Durante las comidas: una acción tan cotidiana como la de comer puede convertirse en un infierno para un enfermo de Parkinson, ya que llevarse la comida a la boca y deglutirla puede suponer mucho más tiempo que el habitual. A esto se suma el manejo de los cubiertos y las dificultades para masticar ciertos alimentos como la carne o algunas verduras. Para facilitar la tarea se puede cortar la comida del paciente, cocerla, hacer purés y facilitarle cubiertos o instrumentos que, aunque poco convencionales, le permitan manejar con más seguridad los alimentos[25].

- La ropa: los botones son un gran obstáculo a la hora de vestirse por lo que es recomendable cambiarlos por cremalleras. Para evitar los problemas que presentan los cordones de los zapatos, se puede utilizar calzado con gomas elásticas que se sujetan bien al pie y son fáciles de sacar.

- En el baño: se pueden instalar asientos elevados frente a la taza del baño y el lavabo, así como manillas en las paredes. También es recomendable elevar el mobiliario del baño de manera que el enfermo pueda acceder a él y mantener el equilibrio sin tener que hacer grandes esfuerzos musculares.

Parkinsonismo. El parkinsonismo es una situación clínica que se caracteriza por la rigidez, el temblor, la inestabilidad de postura y bradicinesia. Las principales causas de parkinsonismo son la enfermedad de Parkinson, la degeneración neurológica y síndromes irreversibles provocados por drogas o toxinas.

Métodos

Se realizó un estudio descriptivo en el área urbana del municipio Manzanillo en el periodo de enero a julio del 2017, para diagnosticar el nivel de conocimientos y las necesidades de aprendizaje de la familia acerca del manejo a pacientes con enfermedad de Parkinson en la tercera edad. Se realizó una encuesta a los cuidadores de las 34 familias de dicha zona, que constituyen todo el universo, a partir de los constituyentes esenciales del referido conocimiento.
Se consideraron los siguientes criterios en la realización de la encuesta:
Criterios de inclusión:

- Pertenecer a la zona urbana del municipio Manzanillo.

- Permanecer estable en el área durante el período de la investigación.

- Tener disposición para participar en la investigación.

- No presentar trastorno psicológico que le impida participar en la investigación.

Criterios de exclusión:

- Que los pacientes en estudio no pertenezcan a la zona urbana del municipio Manzanillo.

- Inestabilidad en el área de salud durante la investigación.

- El no consentimiento del anciano a participar en la investigación.

- Presentar menos de 60 años.

Criterios de salida
- Paciente que voluntariamente exprese su deseo de no continuar en el estudio.
- Paciente que asista a menos del 20% de las actividades del estudio.
- Fallecimiento de un paciente.

Los datos se recogieron y procesaron de manera computadorizada, se expresaron en forma de valores absolutos y en porcentajes como medida resumen. Entre las variables de interés figuraron el nivel de conocimiento y las necesidades de aprendizaje sobre factores de riesgo, fases de la enfermedad, tratamiento higiénico diético y tratamiento rehabilitador.

Métodos teóricos:

Analítico- sintético: para la consulta de las diferentes fuentes que abordan las características de la tercera edad y su comportamiento en el entorno social para arribar a conclusiones que avalen el sustento teórico de la investigación.

Inductivo- deductivo: en la particularización y generalización de los rasgos que caracterizan la cultura médica de la familia en torno a la enfermedad de Parkinson en la tercera edad.

Modelación: en la elaboración del programa de orientación familiar.

Grupos focales

Se conformaron dos grupos focales, el primero, con médicos y técnicos en rehabilitación y el segundo, con profesores de cultura física en la gestión comunitaria de salud y la trabajadora social del área.

Se aplicó un debate con los dos grupos focales perteneciente a la atención primaria de salud del municipio Manzanillo, el cual tuvo como objetivo indagar sobre la percepción y criterios que tienen acerca de la atención que le brindan los familiares al paciente con la enfermedad de Parkinson. Se recogió un abanico de opiniones, percepciones y valoraciones que tienen los médicos de familia, relacionados con el desconocimiento presente en los familiares en cuanto a manifestaciones clínicas de la enfermedad, factores de riesgo que pueden condicionarla, etapas por las que atraviesa la misma, así como la importancia de cumplir con el tratamiento higiénico-dietético y rehabilitador, lo que propicia que estos pacientes no sean tratados adecuadamente y se deterioren con más rapidez.

Participaron en los grupos focales, el médico general integral o en su defecto su enfermera, el técnico de cultura física del área, así como el trabajador social y el técnico en rehabilitación. Esta actividad tuvo una duración de 60 a 90 minutos. Se realizaron preguntas abiertas relacionadas con la problemática que propiciaron que los especialistas expresaran sus criterios, en la medida en que se fueron abordando los criterios, se continuaba con otra interrogante sobre el tema que permitió identificar la percepción de estos sobre la problemática a investigar.

Resultados y discusión

Los resultados del debate en los grupos focales dan fe del bajo nivel de conocimiento de los cuidadores acerca de lo necesario para el manejo adecuado de los pacientes con Parkinson y de la baja percepción del riesgo para mantener su validismo.

Opiniones Grupo focal 1

Precepción acerca del nivel de conocimiento de los cuidadores			Asistencia de los enfermos con sus cuidadores a las consultas			Precepción acerca del tratamiento higiénico diético	
Suficiente	Insuficiente	Nulo	Buena	Regular	Mala	Adecuado	Inadecuado
	X			X			X

Fuente: Entrevista a profesionales

Opiniones Grupo focal 2

Asistencia de los enfermos con sus cuidadores a las sesiones de rehabilitación			Precepción acerca de la práctica de ejercicios físicos			Relaciones intrafamiliares		
Buena	Regular	Mala	Bien	Regular	Mal	Buenas	Regulares	Malas
	X				X		X	

Fuente: Entrevista a profesionales

Grupo Focal 1. Sobre el tema, este grupo opina que existe desconocimiento por parte de los familiares respecto a las manifestaciones clínicas de la enfermedad, así como los factores de riesgo que pueden generarla, lo que propicia que no se tenga en cuenta la no exposición a ciertas sustancias que pueden ocasionar esta enfermedad.

Grupo Focal 2. Este grupo en el debate, plantea que los familiares no consideran importante la práctica sistemática de ejercicios físicos adaptados, para lograr de esta forma que el paciente se mantenga lo más activo posible, pudiendo desarrollar sus actividades de la vida diaria con más facilidad, y de esta forma conservar su validismo. Se refirieron además al desconocimiento en las familias de la importancia de cumplir con el tratamiento higiénico-dietético, por lo que los pacientes no asisten a consulta especializada como está establecido en estos casos.

Al explorar el nivel de conocimientos que tienen los cuidadores de las 34 familias sobre la enfermedad de Parkinson se constata que existen deficiencias en el conocimiento de los familiares acerca de los factores de riesgo, manifestaciones clínicas y fases de la enfermedad. Prevalece el nivel de conocimiento poco adecuado en los tres constituyentes con un 88, 23%.

Tabla 1. Nivel de conocimientos sobre la enfermedad de Parkinson

Nivel del conocimiento	Constituyentes esenciales					
	Manifestaciones clínicas		Factores de riesgo		Fases de la enfermedad	
Muy adecuado	0	0%	0	0%	0	0%
Bastante adecuado	1	2,94%	0	0%	0	0%
Adecuado	3	8,82%	4	11,76%	4	11,76%
Poco adecuado	30	88,23%	30	88,23%	30	88,23%
Total	34	100%	34	100%	34	100%

Fuente: Encuesta a cuidadores

De manera similar se comportó el conocimiento de los cuidadores de las 34 familias acerca del tratamiento higiénico-dietético y el tratamiento rehabilitador, se muestra en la tabla 2, el nivel poco adecuado sobre estos aspectos representados por un 79,41 y 85,29 %, respectivamente.

Tabla 2. Conocimiento acerca del tratamiento higiénico diético y rehabilitador

Nivel del conocimiento	Constituyentes esenciales			
	Tratamiento higiénico-dietético		Tratamiento rehabilitador	
Muy adecuado	0	0%	0	0%
Bastante adecuado	3	8,82%	1	2,94%
Adecuado	4	11,76 %	4	11,76 %
Poco adecuado	27	79,41 %	29	85,29 %
Total	34	100%	34	100%

Fuente: encuesta a cuidadores

La labor sociomédica que se realizó en la gestión del proceso salud enfermedad en torno a pacientes con afección de Parkinson en la tercera edad de la zona urbana del municipio Manzanillo reveló, a partir de una indagación preliminar, insuficiencias en el manejo por parte de los familiares que apuntaron a carencias en el conocimiento respecto a la enfermedad.

De modo general se pudo comprobar que la percepción que tiene el grupo básico de trabajo es que en los familiares de los enfermos de Parkinson existe desconocimiento en cómo manejarlos adecuadamente, ya sea referido a la importancia de cumplir estrictamente con el tratamiento rehabilitador, régimen higiénico dietético, como con la importancia que reviste para los enfermos la práctica de ejercicios físicos.

Una rutina de actividad física regular puede tener un efecto psicológico positivo, reducir el estrés e impartir una sensación de control sobre los síntomas del Parkinson. Los ejercicios de estiramiento pueden mejorar la flexibilidad, el sentido del equilibrio y la sensación de comodidad con el propio cuerpo[26].

Los médicos conocen cuántos pacientes tienen con esta afección en la comunidad, se pudo comprobar que el apoyo que reciben estos pacientes por su familia no es el más adecuado, no son llevados con regularidad a consulta especializada, lo que hace que gran parte de estos pacientes no cumplan con el tratamiento médico indicado. No se estimula en muchos de ellos el tratamiento rehabilitador, tan importante para ayudar a mantener su validismo. Tampoco llevan en su mayoría una dieta adecuada, lo que hace que se deterioren más rápidamente.

Las personas que adquieren la responsabilidad de cuidar a un paciente con párkinson deben informarse sobre la enfermedad y conocer las herramientas adicionales que existen para apoyar al paciente en su calidad de vida. Estas herramientas van desde acomodos o cambios en los muebles y aditamentos de la casa, hasta tipo de alimentación o cambios en el estado de ánimo. Es recomendable hacer roles en el cuidado del paciente o acudir con profesionales para tratar de disminuir el cansancio físico o emocional que puede generar esta responsabilidad. Resulta normal sentirse agotado física y emocionalmente al cuidar a un paciente con Parkinson pues suele resultar demandante. Se debe cuidar el bienestar de los cuidadores, para ejercer esta responsabilidad con el cariño y cuidado que merecen estos pacientes[27].

Mayca Marín Valero en su artículo *El cuidador principal* expresa que la tarea del cuidador de una persona con párkinson es complicada no solo por la complejidad de la sintomatología y por el hecho de que esta vaya cambiando a medida que evoluciona la enfermedad, sino también por el desconocimiento generalizado que existe en la sociedad en torno a ella. Todo esto se suma a las dificultades que ya de por sí experimentan los cuidadores debido a la inversión en tiempo y en esfuerzos, tanto de tipo físico como emocionales, que exigen generalmente los cuidados a un familiar[12].

El papel de la familia y su cultura en el manejo de pacientes con Parkinson ha sido reconocido por un gran número de autores de relevante importancia, entre estos se encuentran la Dra. Patricia Ares, citada por Vázquez Mojena I,[28] la que considera que la familia es el grupo de intermediación entre el individuo y la sociedad, constituye el núcleo primario del ser humano, en ella el hombre inscribe sus primeros sentimientos, sus primeras vivencias, incorpora las principales pautas de comportamiento, y le da un sentido a sus vidas.

Teniendo en cuenta las dificultades que enfrenta la familia en el manejo del enfermo de párkinson se propone un programa de orientación familiar para mejorar la calidad de vida de estos pacientes.

PROGRAMA DE ORIENTACIÓN SUSTENTADO EN LOS CONOCIMIENTOS MÉDICOS PARA FAVORECER EL MANEJO FAMILIAR AL ENFERMO DE PARKINSON

Fundamentación epistemológica del programa

El programa va a dirigir las acciones de los profesionales de la salud y afines en orientación familiar a escala social y proveer conocimientos acerca del tratamiento médico en enfermos de párkinson.

El alcance social de esta labor hace que se tomen los referentes teóricos en la pedagogía social, pues la definición que se aportan acerca de esta ciencia es coherente con la naturaleza de la labor socioeducativa que realiza el médico en el contexto cubano. Todas las propuestas de definiciones están influenciadas por corrientes ideológicas, filosóficas, políticas, sociológicas y antropológicas. He aquí algunas:

"Pedagogía social significa la asistencia educativa otorgada por la sociedad y el Estado fuera de la escuela y de la familia"

"Pedagogía social es la doctrina de la educación en la comunidad y la doctrina de la educación por la sociedad y sus órganos (fuera de la escuela y de la familia)"

"Pedagogía social significa un contexto específico de las corrientes pedagógicas, surgidas primeramente como respuestas a las necesidades sociales y educativas, ante todo en las sociedades industrializadas. El carácter de ayuda predomina en todas las corrientes de asistencia a la juventud y a la familia, en el cultivo del derecho penal juvenil, en el apoyo, cuidado y consejo educacional a los padres; todo ello manifiesta la intención preventiva y compensatoria en la formación juvenil y adulta realizada fuera de la escuela. La pedagogía convencional no supo resolver estas necesidades"

"Pedagogía social es la ciencia pedagógica del trabajo social"

Las características más comunes son estas:

- Es la ciencia de las repercusiones que la educación tiene en la sociedad.

- Es la ciencia de acción educativa fuera de la familia y de la escuela.

- Es la ciencia pedagógica que pretende satisfacer las necesidades individuales y comunitarias, muy frecuentes en las sociedades industrializadas.

- Es la ciencia pedagógica del trabajo social.

- Es la ciencia que se propone prevenir, ayudar y curar las desviaciones conductuales de la infancia y la juventud.

- Es la ciencia que fundamenta la acción compensatoria dirigida a quienes no pudieron, por cauces normales, desarrollarse satisfactoriamente.

- Es la ciencia pedagógica sobre la socialización.

Definición descriptiva que se asume acerca de la pedagogía social es que la Pedagogía Social es la ciencia práctica social y educativa no formal, que fundamenta, justifica y comprende la normatividad más adecuada para la prevención, ayuda y reinserción de quienes pueden padecer o padecen, a lo largo de toda su vida, deficiencias en la socialización o en la satisfacción de necesidades básicas amparadas por los derechos humanos[29].

Tres son las funciones principales de la pedagogía social, en cuanto saber técnico o de intervención. Y tres han de ser las funciones del saber científico-teórico, ya que este fundamenta, justifica y comprende la acción educativa de los prácticos.

1ª. La pedagogía social fundamenta, justifica y comprende la acción preventiva, que es una anticipación, para evitar que los sujetos se disocialicen. En este sentido, la prevención refuerza o compensa; queda así contextualizada la inclusión defendida de la pedagogía compensatoria en el sistema conceptual de la pedagogía social.

2ª. La pedagogía social fundamenta, justifica y comprende la ayuda que se ofrece a quienes están en alto riesgo social. Los modos de ayuda son múltiples.

3ª. La pedagogía social fundamenta, justifica y comprende la reinserción, terapia o curación, como remedio a conductas desviadas, como restablecimiento de la conformidad normativa y como corrección.

Los investigadores de pedagogía social coinciden al plantear que esta tiene ámbitos propios: la socialización, la ayuda vital y la ayuda social. Estos ámbitos en el mundo se han concretado en múltiples áreas como son:

- Educación infantil, pues hay países en los que esta educación la hacen educadoras sociales y no maestros, al considerarse más función social que docente.

- Ayuda y asistencia a la familia.

- Atención a la juventud: cuidado y trabajo; atención a jóvenes en alto riesgo social: atención a jóvenes delincuentes.

- Centros y residencias para niños y jóvenes con conductas sociales inadecuadas.

- Educación no formal de adultos.

- Atención a marginados, prestada ordinariamente por los llamados educadores especializados: minusválidos, enfermos mentales, presos, vagabundos, mujeres, gitanos, pobres, parados, extranjeros, ancianos.

- Animación sociocultural.

- Educación laboral y ocupacional.

A pesar de esta gran cantidad de formas de entender la Educación Social, las teorías más generalizadas consideran que la Educación Social:

- Debe buscar siempre el cambio social.

- Socializar y permitir la adaptación social.

- Trabajar fundamentalmente acerca de problemas humano-sociales.

- Tener lugar, habitualmente, en contextos no formales.

- Tener un campo de acción importante en la marginación, pero su radio de acción no se limita a ese ámbito.

- Exigir estar en permanente contacto con la realidad.

- Requerir una intervención cualificada.

- Ser aplicada en contextos escolares.

- Convertir a los propios destinatarios en protagonistas de su cambio.

La educación «no formal» constituye hoy día un elemento de integración y desarrollo social que, en muchas ocasiones, resulta más operativo que las actuaciones que se realizan según los cánones establecidos en una institución como la escuela. A juicio de estos autores, este sistema educativo tiene actualmente más futuro que el institucional..

Muchos hechos avalan la presente afirmación, como el descenso generalizado de la natalidad –con el consiguiente envejecimiento de la población y la aparición de conceptos como la educación permanente y de adultos o las nuevas necesidades educativas que surgen en campos que, anteriormente, no se contemplaban, como la educación especializada en la marginación, el medioambiente, la tercera edad, los medios de comunicación social o la propia animación sociocultural.

La Pedagogía Social implica tanto el conocimiento, como la acción, y también la técnica o tecnología necesaria para la Educación Social de los seres humanos en situaciones normalizadas y conflictivas. Así, se han ido configurando a lo largo de su aún corta historia, por una parte, la pedagogía de la socialización –que aborda la integración de lo epistemológico, lo tecnológico y lo normalizado y, por otra, la pedagogía de la inadaptación y de lo especial o especializada. Esta doble vertiente constituye una constante en la evolución y desarrollo de la Pedagogía Social, una ciencia pedagógica que se ha ido desarrollando a la vez que creaba un corpus de conocimiento propio, y que se ocupa, en fin, del estudio de la dimensión social de la educación.

Es preciso reconocer la importancia del papel que la educación ha de desempeñar en la aceptación de una nueva sociedad «pluricultural», sobre todo a la hora de ofrecer respuestas adecuadas a las necesidades sociales. Por ello, educar en la diversidad implica aceptar que la pluralidad resultante de las diferencias que tienen su origen en las características personales o de grupo no puede ser una fuente de enfrentamientos, sino que, por el contrario, ha de enriquecer la cultura. Así pues, debe buscarse la manera de conjugar de manera adecuada la educación en el respeto a la dignidad humana, evitar toda forma de discriminación (en razón de sexo, cultura, etnia, religión, etc.) y fomentar, además, que se sea tolerante en las relaciones con los demás miembros del grupo social y se actúe en consecuencia.

Aunque tradicionalmente ha existido una separación entre la Educación Social y la Escolar, la interrelación entre las mismas es cada día más evidente. La primera está llamada a colaborar con la Pedagogía Escolar y establecer de ese modo una sinergia positiva y enriquecedora para ambas realidades educativas, no tan separadas en lo sustancial.

Desde este planteamiento, la Educación Social debe: canalizar la confluencia de energías de la escuela, la familia y otros microsistemas comunitarios –como los sistemas de salud-; mediar entre la familia y la sociedad; actuar en situaciones disfuncionales y de conflicto[30].

En este contexto también se ha de considerar a la familia en condición de educando, desde esta perspectivas en la definición del educando como ser social, se encuentra, en primer término, que el objetivo de la pedagogía social radica en que el individuo se convierta en un ser socializado; para ello es preciso utilizar ciertas estrategias que permitan dilucidar las acciones formativas con efectividad y pertinencia.

Diseño del Programa de orientación para la familia de los enfermos de Parkinson del municipio Manzanillo

Objetivo: desarrollar los conocimientos médicos en familias que tienen enfermos del Parkinson en la adultez mayor, para contribuir a un mejor manejo de los mismos.

Temas seleccionados:

- Presentación de las familias.

- Manifestaciones clínicas de la enfermedad del Parkinson.

- Factores de riesgos que favorecen su aparición.

- Fases por la que atraviesa el enfermo de Parkinson.

- Importancia del tratamiento higiénico – dietético.

- Instrucciones para la realización de ejercicios físicos adaptados al enfermo del Parkinson.

- El rol de la familia en el proceso de rehabilitación.

- Resumen y cierre.

Descripción de las sesiones de trabajo.

Primera sesión: "Presentación de las familias".

Objetivo: crear un estado favorable en los participantes que facilite la reflexión grupal en torno a las expectativas del programa.

Contenidos:

- Encuadre y expectativa.

- La familia de los enfermos del párkinson.

  Actividades:

1. Introducción.

2. Presentación de los participantes. Técnica grupal: "Pasándola, pasándola".

3. Ejercicios de expectativas.

4. Presentación del programa.

5. Encuadre.

6. Reflexión grupal en torno a la problemática actual que vive la familia del enfermo de párkinson..

7. Diagnóstico inicial.

8. Resumen y cierre.

Métodos y recursos: reunión con los familiares.

Tiempo: 1 hora.

Procedimientos:

1. Introducción: muy brevemente, el coordinador se presenta el programa. El coordinador se presenta diciendo su nombre y explicar los objetivos del programa.

2. Presentación de los participantes. Técnica grupal: "Pasándola, pasándola". Esta es una técnica muy útil para reforzar el conocimiento de los nombres del grupo y lograr la animación que se requiere. Se hace un círculo con todo el grupo. El coordinador inicia el juego diciendo el nombre de la persona que tiene a su derecha, y a la vez hace un gesto. Luego la persona que es nombrada repite el mismo gesto y, al mismo tiempo, dice el nombre de la persona que está a su derecha. Se sigue hasta que el gesto recorra todo el círculo. A una señal todos cambian de lugar y quedan nuevamente en la rueda.

Ahora, el coordinador comienza otra vez con otro gesto.

3. Ejercicios de expectativas: en una hoja de papel, de forma individual y anónima, deberán responder las siguientes preguntas: ¿Cuál tema me gustaría que se tratara en el programa? Luego los papeles se mezclarán en una caja, una vez hecho esto, cada participante toma uno al alzar y va leyendo en alta voz para todo el grupo. Las expectativas que no estén contenidas en el programa, se incluirán para satisfacer las necesidades de todos los miembros.

- Presentación del programa: los temas que se tratarán durante el programa serán escrito en una pizarra, dejando espacio entre uno y otro para que puedan incluirse las expectativas surgidas del paso anterior.

- Encuadre: en este paso se definen colectivamente los objetivos que se persigue, las funciones de los participantes y del coordinador, duración del programa, frecuencia de los encuentros, las reglas del grupo, entre otras cosas condiciones que se consideren necesarias.

- Reflexión grupal en torno a la problemática actual que vive la familia del enfermo del Parkinson: mediante una lluvia de ideas se va reflejando en la pizarra las opiniones de los participantes acerca de las fortalezas, debilidades, oportunidades y amenazas que se encuentran presentes en la familia de los enfermos del Parkinson.

- Diagnóstico inicial: en esta etapa se les explicaron los propósitos de la investigación y al estar de de acuerdo se procedió al consentimiento por escrito, antes de explicar la encuesta inicial.

- Resumen de la sesión: se hace una conclusión breve sobre lo abordado en la sesión.

Segunda sesión:

Manifestaciones clínicas de la enfermedad del Parkinson

Objetivo: propiciar a los familiares conocimientos adecuados sobre la enfermedad del Parkinson y sus síntomas más frecuentes.

Contenidos:

Conocimiento a cerca de las manifestaciones clínicas de la enfermedad, a través de conceptos, principales síntomas.

Actividades:

1. Recuento de la actividad anterior.

2. Lluvia de ideas sobre: ¿Qué conozco de la enfermedad?

3. Impartición del tema: Manifestaciones clínicas de la enfermedad del Parkinson.

4. Reflexión grupal.

5. Resumen y cierre.

Métodos y recursos: reunión y charla educativa con los familiares.

Tiempo de duración: 1 hora.

Procedimientos:

1. Recuento de la actividad anterior: en esta etapa se propicia la participación de los miembros del programa a que recuerden los contenidos más importantes abordados en la primera sesión del programa.

2. Lluvia de ideas sobre: ¿Qué conozco de la enfermedad? Esta etapa es importante porque aunque ya se ha realizado un diagnóstico inicial, es necesario que los participantes del programa interactúen entre ellos de manera verbal en exponer en una frase sus conocimientos sobre la enfermedad. El coordinador conducirá las participaciones, sin intervenir, y recogerá en la pizarra todo lo expuesto.

3. Impartición del tema: manifestaciones clínicas de la enfermedad del Parkinson. Se explica que es una enfermedad neurodegenerativa, que aparece más frecuentemente después de los 60 años, en el sexo masculino y en la raza blanca. Clínicamente se caracteriza por rigidez y temblor de reposo, hipocinesia, ansiedad, alteraciones de la memoria y el pensamiento. El coordinador detallará cada contenido según las necesidades del grupo.

4. Reflexión grupal: los participantes exponen sus dudas acerca del tema abordado, según las características de sus familiares enfermos del Parkinson. Les permite además reconocer sus limitaciones en cuanto al manejo, motivándolos a continuar recibiendo instrucciones.

5. Resumen y cierre: se hacen conclusiones finales sobre la sesión a través de lo abordado en la charla, resaltando los aspectos que considere más importantes.

<u>**Tercera sesión**</u>

<u>**Factores de riesgos que favorecen la aparición de la enfermedad del Parkinson**</u>

Objetivo: explicar los factores de riesgos que propician la aparición de esta enfermedad.

Contenidos:

Mencionar los factores de riesgos y la relación con las actividades cotidianas (laboral, hábitos personales, entre otras).

Actividades:

1. Recuento de la actividad anterior.

2. Lluvia de ideas sobre: ¿Qué conozco de la enfermedad?

3. Impartición del tema:

4. Reflexión grupal.

5. Resumen y cierre.

Métodos y recursos: reunión y charla educativa con los familiares.

Tiempo de duración: 1 hora.

Procedimientos:

1. Recuento de la actividad anterior: en esta etapa se propicia la participación de los miembros del programa a que recuerden los contenidos más importantes abordados en la segunda sesión del programa.

2. Juego con pelotas: todos los participantes de pie formando un círculo .El coordinador lanza una pelota de playa a los pies de un participante y este, con el talón, debe pasársela a otro. Se repite hasta que todos hayan golpeado la pelota.

3. Impartición de la charla educativa: factores de riesgos de la enfermedad de Parkinson: se explican los factores que se consideran de riesgo para esta enfermedad , como es el consumo de agua de pozo, edad por encima de los 60 años ,sexo masculino, raza blanca, historia familiar de enfermedad de Parkinson, exposición a sustancias tóxicas como herbicidas pesticidas, aserraderos entre otros.

4. Reflexión grupal: los participantes exponen sus dudas acerca del tema abordado, según las características de sus familiares enfermos del Parkinson. Les permite además evitar el contacto con muchos de los factores que se invocan en la aparición de la enfermedad.

5. Resumen y cierre: se hacen conclusiones finales sobre la sesión a través de lo abordado en la charla, resaltando los aspectos que considere más importantes.

Cuarta sesión: Fases por la que atraviesa el enfermo de Parkinson

Objetivo: explicar las fases por las que atraviesa la enfermedad.

Contenidos: dar a conocer las fases por las que atraviesa la enfermedad y la importancia de mantener el validismo en cada una de ellas.

Actividades:

1. Recuento de la actividad anterior.

2. Técnica de participación: "Las flechas"

3. Impartición del tema: Fases por las que atraviesa la enfermedad de Parkinson.

4. Reflexión grupal.

5. Resumen y cierre.

Métodos y recursos: reunión y charla educativa con los familiares.

Tiempo de duración: 1 hora.

Procedimientos:

1. En esta etapa se permite la participación de los miembros del programa a que recuerden los contenidos más importantes abordados en el tema anterior, haciéndose énfasis en la importancia de no exponerse a los factores de riesgo ya definidos para ésta enfermedad.

2. Técnica de participación: "Las flechas". Es una técnica útil para reconocer como las apariencias nos conducen a errores y como debemos cuidar nuestras posiciones y manejos con el enfermo de Parkinson, pues el desconocimiento de la enfermedad puede conllevar a las personas que los cuidan a cometer errores. Antes de la dinámica hay que escoger dos compañeros que puedan lograr el liderazgo del grupo a fin de confundir el análisis que se pretende hacer, con expresiones erróneas sobre la enfermedad. Luego el coordinador interviene para hacer el cierre de la técnica y motivando a escuchar la siguiente actividad.

3. Impartición del tema: Fases por las que atraviesa la enfermedad de Parkinson: se da una explicación detallada de las fases por las que atraviesa la enfermedad, según la escala de Hoehn y Yahr:

Fase I: Los síntomas afectan solo a un lado del cuerpo.

Fase II: Los síntomas afectan a ambos lados del cuerpo.

Fase III: Trastornos del equilibrio

Fase IV: Necesita ayuda para caminar, y el resto de los síntomas se acentúan.

Fase V: Confinado a una silla de ruedas

El coordinador irá explicando detalladamente cada una de las fases, ejemplificando como se puede detectar a través de diferentes manifestaciones cuando el enfermo está en una fase, lo que le permitirá tener más seguridad en el cuidado que le brinda al enfermo.

4. Reflexión grupal: le permite a los participantes esclarecer las dudas respecto al tema, así como permitirle mantener el validismo a su enfermo según la etapa en que se encuentre y de esta forma realizar las actividades de la vida diaria según sus `posibilidades.

5. Resumen y cierre: se hacen conclusiones finales sobre la sesión a través de lo abordado, resaltando los aspectos que considere más importantes.

Quinta sesión:

Importancia del tratamiento higiénico – dietético

Objetivo: propiciar a los familiares conocimientos adecuados sobre la importancia del tratamiento higiénico – dietético en los pacientes que sufren enfermedad de Parkinson.

Contenidos: brindar a los familiares de los enfermos de Parkinson los conocimientos necesarios acerca del tratamiento higiénico _dietético que deben cumplir estos pacientes.

Actividades:

1. Recuento de la actividad anterior.

2. Técnica de participación: "Phillips 66"

3. Impartición del tema: Importancia del tratamiento higiénico – dietético en los pacientes afectos de enfermedad de Parkinson.

4. Reflexión grupal.

5. Resumen y cierre.

Métodos y recursos: reunión y charla educativa con los familiares.

Tiempo de duración: 1 hora.

Procedimientos:

1. Recuento de la actividad anterior: rememoramos todo lo visto en la actividad anterior referente a las fases por las que atraviesa la enfermedad a medida que avanza la misma, haciendo énfasis en la importancia de mantener el validismo en cada etapa, mediante la permisión de las actividades de la vida diaria según sus posibilidades.

2. Técnica de participación "Phillips 66": es una técnica que se utiliza para obtener en un corto tiempo las ideas de los miembros de un grupo buscando la participación de todos. Se organizan grupos de seis que discuten el tema relacionado con la importancia en el enfermo de Parkinson el tratamiento dietético – higiénico (durante 6 minutos) y llegan a una conclusión consensual. Luego en plenaria se discuten las conclusiones de cada grupo. Seguidamente el coordinador hace devoluciones sin profundizar en el tema, motivando así la siguiente actividad.

3. Impartición del tema: Importancia del tratamiento higiénico – dietético en los pacientes afectos de enfermedad de Parkinson, aquí damos una explicación detallada de la importancia de que coma una variedad de alimentos todos los días, haciendo énfasis en las verduras, frutas y granos, con una cantidad moderada de proteína, con menos grasa. Debe aumentar la fibra soluble en la dieta, mediante alimentos tales como frijoles, frutas (enteras no en jugos) y panes, fideos y cereales. Es importante además reducir el consumo de sal y azúcar refinada, beber cantidades adecuadas de agua; se recomienda de 6 a 8 vasos por día. Se le brinda instrucciones precisas de un probable horario de alimentos para hacerlo cumplir con lo aprendido.

4. Reflexión grupal: esta actividad le permite a los participantes esclarecer las dudas respecto a la higiene y dieta del enfermo de Parkinson, contribuyendo al validismo en el enfermo, según la etapa en que se encuentre y de esta forma realizar las actividades de la vida diaria según sus posibilidades con mejor calidad.

5. Resumen y cierre: se hace énfasis en los aspectos que consideremos de mayor importancia en la sesión, haciendo las aclaraciones que sean necesarias y motivando al grupo a que realicen las actividades con sus familiares enfermos de Parkinson.

Sexta sesión:

Instrucciones para la realización de ejercicios físicos adaptados al enfermo del Parkinson

Objetivo: explicar la importancia de los ejercicios físicos adaptados para los pacientes que tienen como padecimiento la enfermedad de Parkinson.

Contenidos: brindar los conocimientos necesarios a los familiares de los enfermos de parkinson de la importancia de la realización de los ejercicios físicos adaptados para mejorar la rigidez, síntoma muy frecuente en esta afección.

Actividades:

1. Recuento de la actividad anterior.

2. Impartición del tema: Instrucciones para la realización de ejercicios físicos adaptados al enfermo del Parkinson.

3. Técnica demostrativa.

 4. Técnica de participación: "Lotería"

   5. Reflexión grupal.

   6. Resumen y cierre.

Métodos y recursos: reunión y charla educativa con los familiares.

Tiempo de duración: 1 hora.

Procedimientos:

   1. Recuento de la actividad anterior: hacemos un recordatorio de lo visto en el tema anterior, recalcando los aspectos de mayor importancia.

   2. Impartición del tema: Instrucciones para la realización de ejercicios físicos adaptados al enfermo del Parkinson, estos se realizarán en la propia casa del paciente con la orientación del licenciado en cultura física de la comunidad, tienen como finalidad ensenar a los familiares un grupo de ejercicios que van encaminados al mejoramiento de éste enfermo, los mismos consisten en ejercicios faciales, ejercicios respiratorios, ejercicios para la cabeza y el cuello, ejercicios para los hombros, ejercicios para las manos, ejercicios para las piernas, para los pies, tienen como finalidad aumentar la movilidad, mejorar el equilibrio y la coordinación con el fin de mantener su independencia.

3. Técnica demostrativa: el profesor de cultura física realizará demostraciones a los familiares de los diferentes ejercicios físicos adaptados para el enfermo de Parkinson.

4. Técnica de participación "Lotería": esta es una técnica propicia para aclarar dudas, reafirmar y evaluar el manejo del tema impartido en la actividad anterior sobre ejercicios físicos en el enfermo de Parkinson. La técnica consiste en un grupo de tarjetas y cartones que han de combinarse los conceptos con sus contenidos. Los conceptos aparecen en las tarjetas y el contenido en los cartones. El coordinador extraerá de una bolsa una tarjeta con un concepto y el que posea en su cartón el enunciado lo reclamará. Si el plenario considera que la relación enunciado-concepto es correcta, se le entrega la tarjeta. Se juega despacio, dando tiempo entre una y otra pregunta, para que todos opinen y se aclaren las dudas. Gana el equipo que primero logre llenar su cartón. Es muy útil combinar el juego con comentarios o debates sobre algunos de los conceptos pues tiene una gran carga reproductiva y memorística.

5. Reflexión grupal: permite el intercambio entre todos los integrantes del grupo, para de esta forma lograr el objetivo propuesto.

6. Resumen y cierre: se hace énfasis en los aspectos que se consideren más importantes.

Séptima sesión:

El rol de la familia en el proceso de rehabilitación

Objetivo: propiciar los conocimientos necesarios a los familiares de los enfermos de Parkinson para efectuar una adecuada rehabilitación.

Contenidos: dotar a los familiares de los enfermos de Parkinson de los conocimientos necesarios para lograr en ellos una adecuada rehabilitación.

Actividades:

1. Recuento de la actividad anterior.

2. Técnica de análisis: "El salvavidas".

3. Impartición del tema: El rol de la familia en el proceso de rehabilitación.

4. Reflexión grupal.

5. Resumen y cierre.

Métodos y recursos: reunión y charla educativa con los familiares.

Tiempo de duración: 1 hora

Procedimientos:

1. Recuento de la actividad anterior: se hace un recordatorio de los principales aspectos vistos en ella.

2. Técnica de participación: El salvavidas. Es una técnica que se utiliza para provocar la reflexión y el análisis en el grupo sobre el papel que juegan en la sociedad la familia y el resto de los grupos de que constituyen apoyo social para el enfermo de Parkinson, como son: amigos, vecinos, compañeros de trabajo, estudio, entre otros grupos. Se eligen cinco participantes que jugaran roles diferentes en dependencia del grupo al que pertenezcan. Luego se crea la situación de que van en un bote que se está hundiendo y solo hay un salvavidas que se encargará de ayudar a aquel que argumente ser el más importante para el enfermo de Parkinson. Es en este momento donde se propicia la discusión entre los miembros del grupo, durante unos minutos, para que cada cual argumente desde sus criterios lo que piensa y valora sobre el tema, al mismo tiempo que el resto escucha al resto del grupo e incorpora nuevos saberes (manejos, costumbres, manifestaciones afectivas, respeto al enfermo, comprensión, y formas en la comunicación. Y la influencia en la rehabilitación del enfermo), con el fin de sacar conclusiones sobre el rol o papel que cada cual desempeña con el enfermo, Enfatizándose por parte del coordinador la importancia en jerarquía que tiene la familia en este proceso de rehabilitación con el enfermo de Parkinson.

3. Impartición del tema: El rol de la familia en el proceso de rehabilitación: Explicar a los familiares de los enfermos de Parkinson, que no solo existe la rehabilitación física, referirnos además a la rehabilitación psicosocial, logrando que estos pacientes se sientan útiles, de acuerdo a la fase de la enfermedad en que se encuentren, brindándole mucho amor y cariño.

4. Reflexión grupal: esta actividad es propicia para que el coordinador se retroalimente de los conocimientos nuevos que han incorporado los miembros del grupo, donde se sugiere que se puede realizar a través de preguntas y respuestas o en forma de lluvias de ideas donde cada cual exprese sus criterios sobre el tema y el coordinador devuelva conduciendo así la reflexión, haciendo énfasis en el papel de la familia como el grupo de apoyo social más importante en este proceso de rehabilitación.

5. Resumen y cierre: se hará énfasis en los aspectos que se consideren más importantes para lograr una adecuada rehabilitación en los pacientes portadores de la enfermedad de Parkinson a sabiendas de que es una enfermedad neurodegenerativa, invalidante y de curso crónico.

Octava sesión: Resumen y cierre.

Objetivo: resumir las actividades del programa dirigido a los familiares de los enfermos de Parkinson.

Contenidos: intercambiar con el grupo ideas generales y significativas sobre los temas impartidos.

Actividades:

Recuento de la actividad anterior.

2. Técnica de participación: "El muro"

3. Testimonios de los familiares.

4. Técnica: PNI (Positivo, negativo, interesante).

5. Conclusiones.

Tiempo de duración: 1 hora

Procedimiento:

1. Recuento de la actividad anterior: se hace un recordatorio de los principales aspectos vistos en ella.

2. Técnica de participación: "El muro". Permite vivenciar la necesidad de enfrentar los problemas con inteligencia desde la familia. Se seleccionan

cuatro participantes y se colocan en fila apretándose unos contra otros, tomándose de las manos o brazos de forma de que se conviertan en una barrera. Otro se coloca frente al muro y se le invita a que pase al otro lado usando cualquier procedimiento. Se le otorgan cinco minutos para que lo intente. Cuando pasa el tiempo, lo logre o no, explica lo que ha experimentado. Luego hablan los del muro; finalmente los demás. Puede repetirse la experiencia. Se realiza el análisis de lo sucedido trasladando la atención hacia «los muros» que cotidianamente enfrenta la familia del enfermo de Parkinson. El coordinador propicia un debate para que entre todos los miembros del grupo busquen en conjunto formas de superar las barreras diarias.

3. Testimonios de los familiares: esta actividad se realizará mediante una dinámica grupal que propicia en el grupo que cada uno de los participantes que voluntariamente deseen expresar su testimonio de: hechos, situaciones, anécdotas que le haya sucedido con su familiar enfermo de Parkinson en el período en el que transcurre el programa. El resto de los miembros del grupo puede hacer sugerencias, consejos, orientaciones, y frases de apoyo al que esté expresando el testimonio. Se puede hacer en forma de ronda.

4. Técnica: PNI (Positivo, negativo, interesante). Se divide el grupo en tres equipos y se le solicita a los miembros que en 5 minutos identifiquen un equipo: lo positivo, otro lo negativo y el tercero lo interesante del programa recibido en 8 sesiones de trabajo. Luego el coordinador manda a que cada uno de los equipos escriba en una pizarra los aspectos antes enunciados. Se debaten entre todos y se emiten conclusiones.

 5. Conclusiones: el coordinador hace el cierre del programa recogiendo las sugerencias y tomando nuevos acuerdos que pueden propiciar el seguir trabajando en estos espacios con las familias del enfermo de Parkinson, logrando de esta manera que tanto la familia como el enfermo alcancen mejor calidad de vida.

Orientaciones metodológicas.

El programa se aplicará en todas las áreas del municipio Manzanillo donde existan pacientes de párkinson. Será dirigido por un especialista en Medicina General Integral.

Consta de 8 sesiones de trabajo, que se desarrollarán en el consultorio médico de la familia en horarios de 4pm a 5pm, con una frecuencia semanal.

Se emplearán técnicas participativas (de presentación, animación y de análisis), charlas educativas, lluvias de ideas.

En la sesión de trabajo 2 y 6, se recomienda hacer uso de los medios audiovisuales con materiales didácticos relacionados con los temas.

La sesión 6: actividad educativa # 3 se desarrollará a través de la técnica demostrativa.

En la sesión 8 en la actividad # 3 sobre testimonio de familia se realizará una dinámica grupal.

Conclusiones

A través del estudio de los constituyentes de aprendizaje de cada familia se pudo concluir que, a pesar de los esfuerzos realizados por el equipo médico y demás especialistas en la capacitación a los cuidadores, persisten los problemas en el manejo familiar a los enfermos de Parkinson. Se evidenciaron deficiencias en cuanto al conocimiento de las etapas de la enfermedad, sus manifestaciones clínicas y factores de riesgo, también acerca de la importancia del tratamiento higiénico- diético y rehabilitador. Todo lo anterior corrobora la factibilidad de la elaboración del programa educativo de orientación familiar para los cuidadores de los enfermos de párkinson.

Bibliografía

1. Álvarez S. Temas de Medicina General Integral. La Habana: Editorial Pueblo y   Educación; 2014.
2. Programa de Atención al Adulto Mayor en Cuba [Internet]. La Habana: CITED; 1999 [citado 21 Mar 2018]. Disponible en: http://www.sld.cu/instituciones/gericuba/paamc/
3. ONE [Internet]. La Habana: Oficina Nacional de Estadísticas e Información; c.2006-2018 [actualizada 20 Ene 2013; citado: 21 Mar 2018]. La esperanza de vida 2011-2013. Disponible en: http://www.one.cu/publicaciones/cepde/esperanzadevida2011_2013/3_caracterizacion.pdf
4. Opencurseware [Internet]. España: Universidad de Cantabria; c.2001-2018 [actualizada 15 Jun 2017; citado 21 Mar 2018]. Daño oxidativo y envejecimiento. Disponible en: https://www.ocw.unican.es/mod/page/view.php?id=708
5. ISES [Internet]. España: Instituto Superior de Estudios Sociales y Sociosanitarios; 2016 [citado 21 Mar 2018]. ¿Es lo mismo geriatría que gerontología? Disponible en: https://www.isesinstituto.com/noticia/es-lo-mismo-geriatria-que-gerontologia
6. Psicologiaymente [Internet]. España: Psicología y Mente; 2018 [citado 21 Mar 2018]. Figuero A. Tipos de envejecimiento (primario, secundario y terciario). Disponible en: https://www.psicologiaymente.net/salud/tipos-envejecimiento
7. Vielma González J. Estrategias de prevención de enfermedades degenerativas en el adulto mayor. EFDeportes.com [Internet]. 2012 [citado 21 Mar 2018];16(164):[aprox. 3 p.]. Disponible en: http://www.efdeportes.com/efd164/prevencion-de-enfermedades-en-el-adulto-mayor.htm
8. TITI [Internet]. Islas Canarias: Infotiti.com; 2018 [citado 21 Mar 2018]. Párkinson precoz o de inicio temprano: síntomas, causas, evolución y tratamiento. Disponible en: https://www.infotiti.com/2017/11/parkinson-precoz/
9. Escuela Andaluza de Salud Pública [Internet]. España: Escuela Andaluza de Salud Pública; 2016 [citado 21 Mar 2018]. Transcurridos 10 años desde el diagnóstico, el 80% de las personas con Enfermedad de Parkinson requieren un cuidador Disponible en: https://www.easp.es/transcurridos-10-

anos-desde-el-diagnostico-el-80-de- las-personas-con-enfermedad-de-parkinson-requieren-un-cuidador/

10. Curemos el Párkinson. [Internet] España: curemos el párkinson; c2007-19[citado 21 Mar 2018]. Los 10 artículos científicos sobre Párkinson más relevantes del 2017.[aprox 5 pantallas]. Disponible en: https://www.curemoselparkinson.org/articulos-cientificos/los-10-articulos-cientificos-sobre-parkinson-mas-relevantes-del-2017-parte-i/

11. Ciberned [Internet] Madrid: Centro de Investigación Biomédica en Red Enfermedades neurodegenerativas. El estrés en los cuidadores de personas con Parkinson c 2006-17. [Actualizado 29 Agos 2013; citado 20 Oct 2017] Disponible en:https://www.ciberned.es/noticias/blog/507-el-estres-en-los-cuidadores-de-personas-con-parkinson.html.

12. Supercuidadores [Internet] España: Universidad internacional de La Rioja. Marín Valero M. El cuidador principal: fundamental para las personas con Párkinson SUPERCUIDADORES, S.L. © 2018 [Actualizaró 30 Oct 2014; citado 3 Ene 2018] Disponible en: http://cuidadores.unir.net/informacion/enfermedades/sistema-nervioso/parkinson/364-el-cuidador-principal-fundamental-para-las-personas-con-parkinson

13. Peñas Domingo E. El libro blanco del Parkinson en España. Aproximación, análisis y propuesta de futuro [Internet] España: Real Patronato sobre Discapacidad (Ministerio de Sanidad, Servicios Sociales e Igualdad); 2015 [citado 30 oct. 2019]. Disponible en: http://riberdis.cedd.net/bitstream/handle/11181/5144/LIBRO%20BLANCO%20PARKINSON%20ESPA%c3%91A.pdf?sequence=1&rd=0031740741262247

14. Rahmatian Gallego S, Torija Juárez G. ENFERMEDAD DE PARKINSON. ÚLTIMOS AVANCES EN EL TRATAMIENTO.[Tesis] España: Universidad complutense; 2017. Disponible en: http://147.96.70.122/Web/TFG/TFG/Memoria/GLORIA%20TORIJA%20JUAREZ.pdf

15. García Manzanares M C, Jiménez Navascués ML, Blanco Tobar E, Navarro Martínez M, Perosanz Calleja M. Enfermedad de Parkinson: abordaje enfermero desde atención primaria. Gerokomos [Internet]. 2018 [citado 2019 Oct 30] ; 29(4): 171-177. Disponible en: http://scielo.isciii.es/scielo.php?script=sci_arttext&pid=S1134-928X2018000400171&lng=es.

16. Mesa Valiente R, Pérez Pérez Y, Turro Mesa LN, Turro Caró E. Conducta terapéutica en ancianos con enfermedad de Parkinson. MEDISAN

[Internet]. 2018 Ago [citado 2019 Oct 30] ; 22(7): 614-629. Disponible en: http://scielo.sld.cu/scielo.php?script=sci_arttext&pid=S1029-30192018000700614&lng=es.

17. Tello Rodríguez T, D Alarcón R, Vizcarra Escobar D. Salud mental en el adulto mayor: trastornos neurocognitivos mayores, afectivos y del sueño. Rev. Peru Med Exp Salud Publica 33 (2) 2016. [citado 2019 Oct 30] Disponible en: https://www.scielosp.org/scielo.php?script=sci_arttext&pid=S1726-46342016000200342

18. Marín M S, Carmona V H, Ibarra Q M, Gámez C M. Enfermedad de Parkinson: fisiopatología, diagnóstico y tratamiento. Rev. Univ. Ind. Santander. Salud [Internet]. 2018 Mar [citado   30 Oct 2019] ; 50(1): 79-92. Disponible en: http://www.scielo.org.co/scielo.php?script=sci_arttext&pid=S0121-08072018000100079&lng=en.

19. Parkinsonmadrid.org [Internet].Madrid: Asociación Parkinson, 2016. Catalán MJ, Rodríguez del Álamo A. Definición de la enfermedad de Parkinson. [citado   30 Oct 2019] disponible en: https://www.parkinsonmadrid.org/el-parkinson/el-parkinson-definicion/

20. Simón Pérez E, Aguilera Pacheco OR, Núñez Lahera I, Colina Ávila E. Síntomas no motores en pacientes con enfermedad de Parkinson. MEDISAN [Internet]. 2017 Jun [citado 31 Oct 2019] ; 21(6): 681-687. Disponible en: http://scielo.sld.cu/scielo.php?script=sci_arttext&pid=S1029-30192017000600006&lng=es.

21. Parra N, Fernández J, Martínez Ó.Consecuencias de la enfermedad de Parkinson en la calidad de vida. Revista Chilena de Neuropsicología [Internet]. 2014 [citado 31 Oct 2019]; 9(1-2): 30-35. Disponible en: http://www.redalyc.org/articulo.oa?id=179333051008

22. Marín MD, Carmona VH, Ibarra QM, Gámez CM. Enfermedad de Parkinson: fisiopatología, diagnóstico y tratamiento. Revista de la Universidad Industrial de Santander. Salud [Internet]. 2018 [citado 31 Oct 2019]; 50(1): 1-26. Disponible en: http://www.redalyc.org/articulo.oa?id=343854990009

23. Guridi J, Rodríguez Oroz MC, Manrtique M.Tratamiento quirúrgico de la enfermedad de Parkinson. Neurocirugía. [Internet]. 2004 [citado 31 Oct 2019]; 15: 5-16. Disponible en: https://sid.usal.es/idocs/F8/ART13601/tratamiento_quirurgico_enfermedad_parkinson.pdf

24. Mejorconsalud.com.[internet] Salamanca: mejor con salud, 2017. Ramos Rojas N A. Dopamina. [citado 31 Oct. 2019]. Disponible en: https://mejorconsalud.com/dopamina/

25. Pfizer.es.[internet] Madrid: Pfizer, 2005. Rodríguez Luna AM Cuidados en un paciente con parkinson. [citado 31 Oct. 2019]. Disponible en: https://www.pfizer.es/salud/prevencion_habitos_saludables/consejos_salud/cuidados_paciente_parkinson.html

26. Parkinson. [Internet] EE. UU: National Parkinson Fundation. Enfermedad de Parkinson. Lo que su familia y usted deben saber. [citado: 20 Oct 2017] Disponible en: http://www.parkinson.org/sites/default/files/190498-NPF_.pdf

27. UParkinson. [Internet] Mexico: Universomedico., 2015. El Parkinson y la familia. [citado: 20 Oct 2017] Disponible en: http://www.universomedico.com.mx/parkinson/despues-del-diagnostico-articulos/66-como-afecta-el-parkinson-a-la-familia.html

28. Vázquez Mojena L. Orientación psicológica a la familia: una necesidad de estos tiempos. Revista Electrónica Granma Ciencia. Vol.14, (2); 2010 [citado: 20 Oct 2017] Disponible en: http://www.grciencia.granma.inf.cu/vol14/2/2010_14_n2.a9.pdf

29. Mendizabal, M. R. La Pedagogía Social: una disciplina básica en la sociedad actual HOLOS,[Internet] 2016[citado 31 Oct 2019] vol. 5: 52-69.Disponible en: https://www.redalyc.org/pdf/4815/481554869007.pdf

30. Salazar Ascencio, J. Introducción. Pedagogía social y educación social: reflexiones y experiencias. Perfiles educativos, [Internet] 2015 [citado 31 Oct 2019] 37(148): 2-3. Disponible en: http://www.scielo.org.mx/scielo.php?script=sci_arttext&pid=S0185-26982015000200015&lng=es&tlng=es.

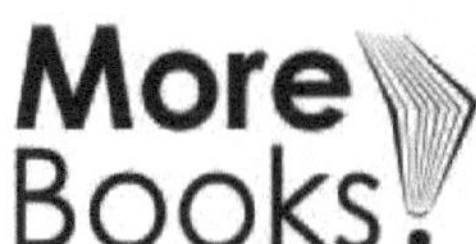
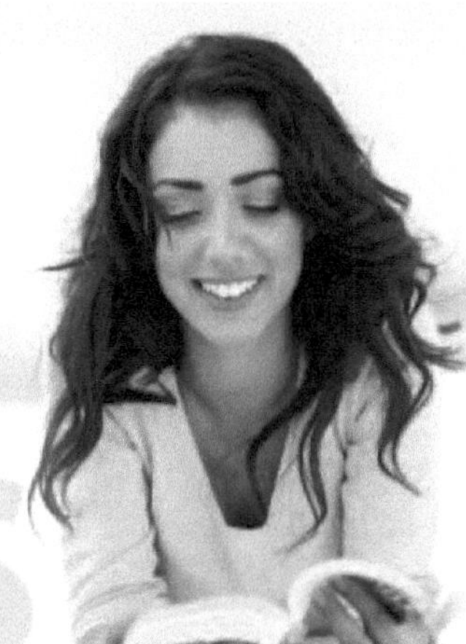

I want morebooks!

Buy your books fast and straightforward online - at one of world's fastest growing online book stores! Environmentally sound due to Print-on-Demand technologies.

Buy your books online at
www.morebooks.shop

¡Compre sus libros rápido y directo en internet, en una de las librerías en línea con mayor crecimiento en el mundo! Producción que protege el medio ambiente a través de las tecnologías de impresión bajo demanda.

Compre sus libros online en
www.morebooks.shop

KS OmniScriptum Publishing
Brivibas gatve 197
LV-1039 Riga, Latvia
Telefax: +371 686 204 55

info@omniscriptum.com
www.omniscriptum.com

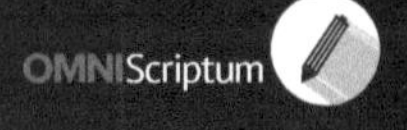

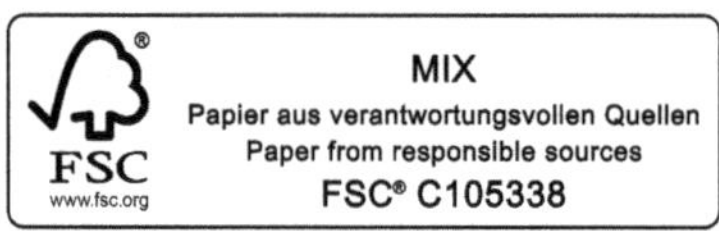

Printed by Books on Demand GmbH, Norderstedt / Germany